ワクワクする　10分で読める

ボケ防止のレシピ

郭 水泳

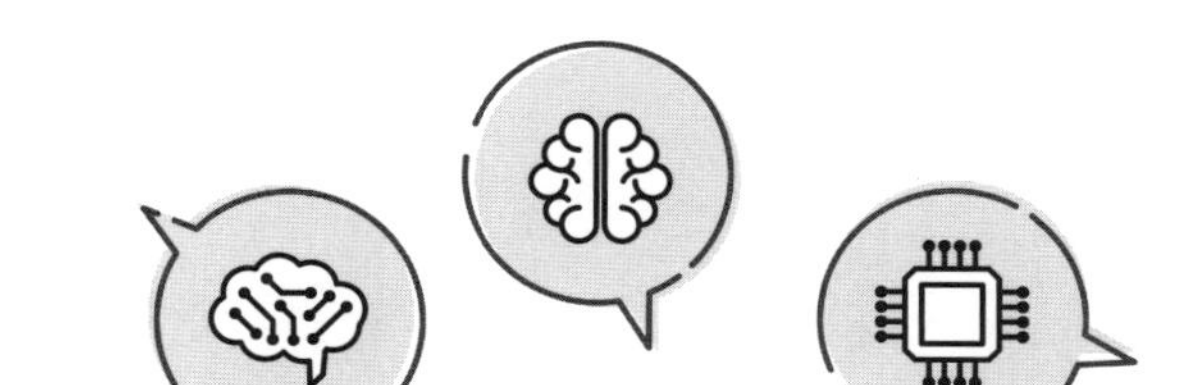

はじめに

「人生100年時代」が現実となってきました。そうなると心配なのが、老化して、いわゆる「ボケる」ことです。認知症でボケたのでは、長生きしたところで後悔するはめにもなりかねません。本人だけの問題ではなく家族にも大きな負担を強いるので、耐え難い未来像です。

内閣府によると、65歳以上の認知症高齢者の数は2012年に462万人で、高齢者の7人に1人の割合だったのが、25年には700万人で5人に1人になるという推計があるようです。民間の「ダスキンヘルスレント」によると、25年の高齢化率は30%以上、40年には35%以上になるそうです。一般的には高齢になるほど認知症の発症リスクが高まるとされています。

長寿は万民の願いですが、「ボケ」を望む人はいません。精神科医である和田秀樹著『90代になっても輝いている人がやっているトシヨリ手引き』（毎日新聞出版、2023年）から健康を維持する生活術を学ぶとよいでしょう。

最近、SNS（交流サイト）などで話題になっているのが「迷惑老人」です。突然怒り出す、暴力を振るう、理不尽な要求をするなどで、超高齢化が進む日本で増加傾向があり、社会の重荷となりかねません。「シルバーモンスター」という新語も登場しています。「元エリート（社会で指導的、支配的役割を担った層）は迷惑老人化しやすい」ことも報じられています。読者の中には、自分が「迷惑老人」だと思い当たる人はいませんよね。インターネット上には、迷惑老人レベルを自分で判定できるチェックシートが用意されているので、気になる人は試してみましょう。15項目中10項目以上該当する場合は完全な迷惑老人だそうです。

そこで、「ボケ防止」が大切になるのですが、対策は残念ながら世間並みなことしか報道されていないのが実情です。

もくじ

はじめに

おわりに …81

「考えること」＝ｔｈｉｎｋ ａｂｏｕｔの奥義

まず、ボケ防止のために「考えること」について検証してみましょう。単に「考える」と言っても目的がなければ、「下手の考え休みに似たり」と揶揄《やゆ》されることになります。はっきりとした目的を持って考えなければボケ防止の効果が薄いということです。英語で言えば、「ｔｈｉｎｋ ａｂｏｕｔ」です。ここで、目的語の「ａｂｏｕｔ」が大事なのです。例えば、囲碁は、最終的な勝ちへ論理的に作戦を考えるからボケ防止になると言われますが、日本棋院三段に満たない腕前（棋力）では、勝ち方を「考えた」ところでしょせんは「下手の考え休むに似たり」という結果になりかねず、たかが知れているのです。そうであれば、男性ホルモンを増やす効果があるとされる「ワクワクドキドキ」の勝負に入れ込む方がボケ防止になります。勝敗は「時の運」と割り切って、勝負に打ち込むのです。そうした方が楽しくもなります。同じ理由で、将棋もボケ防止に効果があります。

別の話ですが、健康診断のため医師にかかる際も注意が必要です。高齢者であればおそらく、「コレステロールが高いから薬を飲んで下げる必要があります」とか、「肉類は食べないようにしてください」などと説明されがちですが、こうした医師の言うとおりにしていたら、間違いなくボケることになります。コレステロールは、ボケ防止に効果のある男性ホルモンの原料なのですから。高齢者は肉類を食べないと、男性ホルモンが少なくなるのです。結果、元気がなくなり、やる気がなくなり、挙げ句の果てには、ボケ症状が進むということになるのです。女性と違って特に男性では、50歳を過ぎると男性ホルモンが極端に少なくなります。

40歳代でもボケたら認知症になる？

まだ50歳より若いからといって安心はできませんよ。私の外来診察に40歳代の患者さんも少なからず訪れます。「物忘れが気になるんです。アルツハイマー病でしょうか？」などと訴えます。脈診するとほとんど100以上（普通は60〜80／分）で、緊張していることが分かります。私が「MRIで検査して安心しましょう」と申し上げると、「検査をしなくてはダメですか？ 検査で異常が出たらどうするんですか？」などと本末転倒なことを言い出します。「安心するために検査が必要なんです」と促すと、ようやく諦めたように検査室に向かいます。若年性アルツハイマー病ではなく、心配のない軽度の若年性記憶障害ではないかということは、問診（患者から症状、既往歴・家族歴を聞き取ること）によりほぼ見当がついています。

その後の雑談で、「僕はたばこも酒もやめられないので、昔から妻になじられてばかりいるんです。そんな嫌なことを言う女性とどうして結婚したのか永遠の謎です。今は体型も崩れてしまった妻と話もしたくないです」などとおっしゃいます。「何の因果で一緒になったのか疑問ですし、毎日が地獄の苦しみです。マンションの隣の奥さんはすごく魅力的なのに」とも言います。「くじ運が悪かったのですかね？」と。

このような生活環境にある40歳代の男性はアルツハイマー病ではなくても、毎日の刺激が少ないために男性ホルモンが出にくく、ボケになりやすいのです。「妻が出す料理は、医師に言われたからといって肉類はご法度で、塩分を制限した精進料理かと思われるような食事。これでは、ボケになるように仕向けられているとしか思えないんです」と言います。

自宅近所のスーパー銭湯でポッチャリ体型を超えて高畑勲監督のスタジオジブリのアニメ作品に出てくるような「ぽんぽこ狸」ばりのお腹をさらし、黙浴のルールを無視して声高らかに、「妻のいつも変わらない小言から逃れるために塩辛やたくあんを肴に毎日晩酌しているよ」などと話しているのを聞くと、「40歳代でも脳卒中の可能性やボケる危険性がある」と注意したくなるのですが、これは自業自得ですのでやめておきます。ただ、このような生活でボケ症状を放置しておくと間違いなく認知症になるでしょう。

ど忘れとボケ症状は違う？

参考とすべきことを申し上げておきましょう。高齢者の「物忘れ」を心配している人たちの中には、大きな誤解もあるようです。つまり、高齢者の健康な「ど忘れ」をアルツハイマー病だと思っていることが多いのです。通常、高齢者は長い人生の中でたくさんの経験をしています。相手の話すことは、すでに何回も聞いて耳にタコができているような、取るに足りない内容ではないかと判断し最初から覚える気がないことも多いのです。しかし、相手からすれば、「さっき話したことをもう忘れてしまったの？　まるでアルツハイマー病みたい」と疑うのです。つき添いの娘さんは、「さっき食べたものも覚えていないんですから、間違いなくアルツハイマーだと思うんです」などと言い募ります。

考えてみてください。高齢者としては、「そんなつまらない話は、はじめから覚えていないのだよ」、あるいは、「いつも代わり映えしないおいしくもないものを食べさせておいて覚えておけなんて。もう少し高齢者のことを考えて記憶に残るおいしい食事を作ってみろよ。そうしたら何でも答えてやるよ」というような、言わば心の叫びなのです。高齢者だからといって、「物忘れする人間」だと決めつけてばかにしないでほしいと言っているのです。

苧《お》阪《さか》満里子著『もの忘れの脳科学』（講談社、２０１４年）によれば、「日常によくあるもの忘れの多くは、老化や認知症のサインだとは限りません。『ワーキングメモリ』という記憶システムをうまく使いこなせてないことが原因だと考えられています」だそうです。まさしく至言です。

つまり、病気だと決めつけないでください、ということです。

ミラーワールドは幸運のメガネ（女神）？

ミラーワールドの話をしましょう。米エール大学のデイヴィッド・ガランター教授が提唱したのが、現実社会のすべてがデジタル化された鏡像世界「ミラーワールド」です。ケヴィン・ケリー著『5000日後の世界　すべてがAIと接続された「ミラーワールド」が訪れる』（PHP研究所、2021年）の一部を紹介しましょう。「現実の風景に重ねて、AR（拡張現実）の世界の映像が見えるようになるのです。そうすると、例えば、面会した人の胸元にバーチャルな名札のようなものが浮いて見えて、名前などを教えてくれることもできる。米マイクロソフト社が開発した『Holo　Lens（ホロレンズ）』というスマートグラスをつけるだけで可能となる世界です」。これについは、スティーブン・スピルバーグ監督の映画「レディ・プレイヤー1」（2018年）でも紹介されています。私の著書『アイデア想起メガネ　記憶補助ツールを使って、もの忘れにサヨウナラ』（幻冬舎、2021年）でも述べています。

この技術は、ボケたときの強力な助っ人となってくれます。ボケ症状には「人の名前が思い出せない」との訴えが多いのです。スマートグラスを着けるだけで悩みは解消できるのです。素晴らしい世界です。私の提唱する「ボケ防止」が必要なくなるかもしれないのです。ただし、現実はそんなに簡単ではないでしょうから、可能ならやはり、「ボケ防止」をした方がよいでしょう。「転ばぬ先の杖」のように考えたらいかがですか？

ＡＲ仕様のスマートグラスをかけて過去と未来を往き来して上杉謙信と語る？

最新のＡＲ技術を完備したスマートグラスをかけると、古い建物を訪れれば、歴史や経緯の説明文が表示され、新潟の古戦場では、上杉謙信が現れて会話もできます。いわば「夢が実現」するのです。また、親の墓の前に立てば、懐かしい母のアバター（分身）が出現して、「幸せにしてる？」と気遣ってくれるかもしれません。さらに、過去だけでなく未来も見えるのです。空を見上げれば、将来、宇宙旅行をしている様子などもたちどころに現れて体験できるのです。海を眺めれば、海中に潜って、まるで竜宮城に行くようなことさえかなうかもしれません。「未来を旅する旅行社」をスタートアップしたら繁盛すると思いますよ。なんだかワクワクしてきますね。

高齢者の免許証返納運動には反対

高齢ドライバーの運転免許証返納を勧めるキャンペーンをマスコミなどが盛んに行っていますが、ボケ老人を増やすことになるので、是非とも反対しましょう。アクセルとブレーキの踏み間違えを防止する自動運転並みの機能がついた老人専用車をメーカーが提供すれば、事故はなくなるのですから。25歳以下の若年ドライバーの事故率は高齢者より高く、若者の反発は承知の上で「若者が免許証を返納する方が理にかなってい

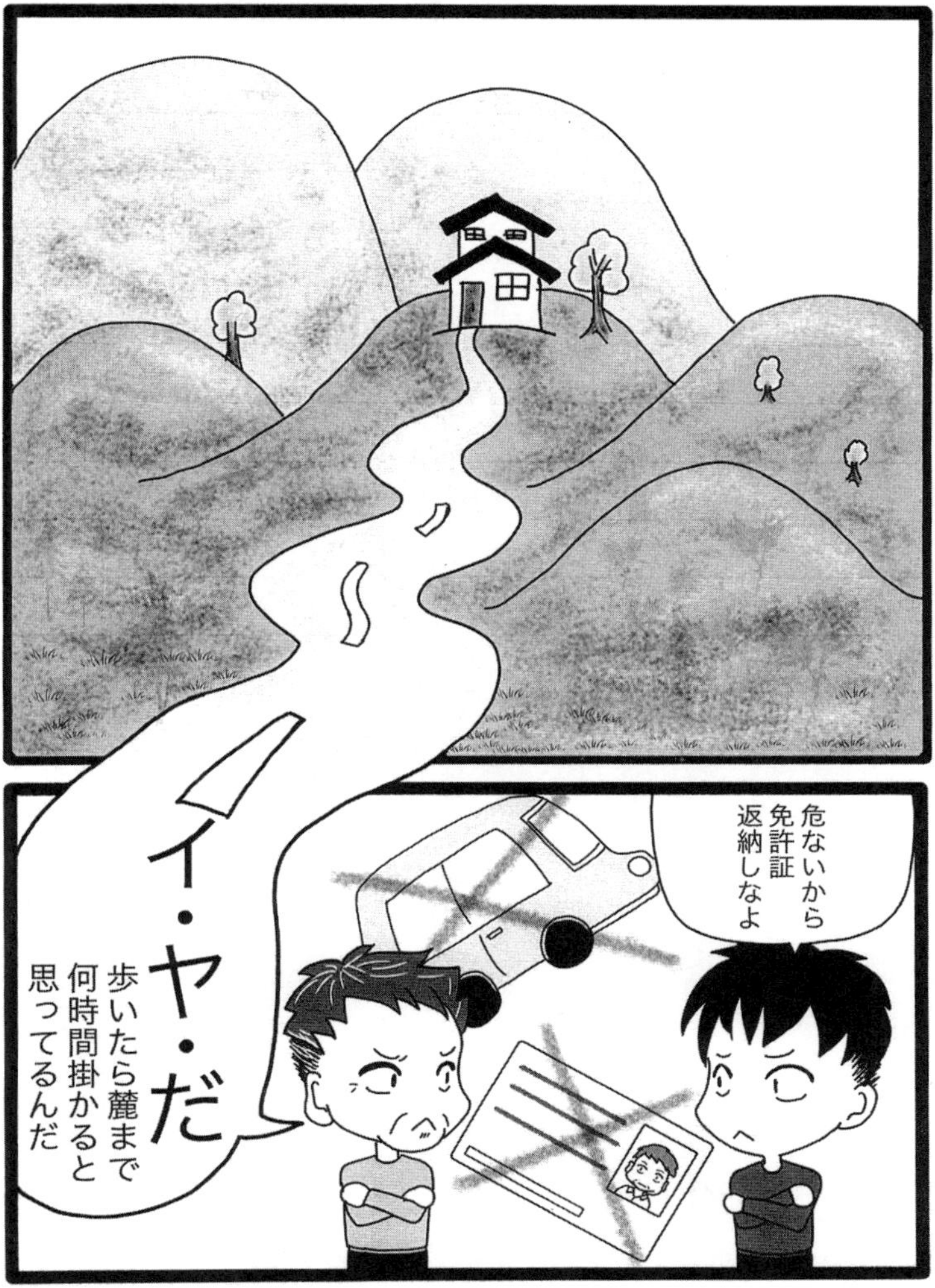
危ないから免許証返納しなよ
イ・ヤ・だ
歩いたら麓まで何時間掛かると思ってるんだ

る」と思うのが正直なところです。言ってみれば、政府とマスコミと自動車メーカーの怠慢なのです。ちなみに、大前研一著『シニアエコノミー「老後不安」を乗り越える』（小学館、2023年）では、「シニア世代の金融資産は合計すると2千兆円くらいある」としています。この金額は、にわかに実感が湧かないので例え話をしましょう。

日本の1年間の国家予算は、およそ百兆円ですから、シニアのお金を使えれば、20年間、税金をただにして赤字国債の発行もやめることができるのです。だが、これらシニアの人たちは「買いたいものがない」とお金を使わないのです。実は高齢者はお金持ちなんですよ。ニュースによれば、投資名目や恋愛感情を利用して金銭等をだまし取るSNS型詐欺の被害額は1件当たり平均1千万円を超えているんです。車を買えるだけの「小銭」なら十分持っているわけで、彼らが欲しがる安全仕様の車を発売すればすぐに売れるはずですよ。

シニアの持っている金融資産の1割でも消費に回せれば、たちどころに日本の景気もよくなるはずなんですがね。大臣たちも優秀とされる役人も、どうしてこのことに気がつかないのですかね。囲碁の解釈に従えば、「全体を見る力、つまり、俯瞰する頭の働き」がないのでしょうね。仮に、大前研一氏に一時的に政府に入ってもらう、なんてことは、ばかな考えなのでしょうか。庶民の単純な疑問です。

私はボケ防止のために本の執筆に努めています。1冊の本を書くためには、20～30冊を厳選して購入し熟読することが必要です。執筆には1字1句、細心の注意を払って考えなければならないので、この作業過程が脳の前頭葉を刺激して医学的にはボケ防止になるとされています。ついでに言えば、「暇つぶし」にもなりますよ。本は書かなくても、読むだけでもボケ防止になります。気に入った箇所を忘れないための作業も効果的です。そのためには私が開発したスマホアプリが役に立つでしょう。「エピソードの泉」です。すぐにテキスト文章に変換し、スマホに画像を保存できます。Ｅｖｅｒｎｏｔｅ（エバーノート）など情報整理アプリを活用すれば、後からいつでも見返すことができ、記憶にも残る優れものです。

プラトニッククラブの勧め

ついでの話ですが、異性とプラトニッククラブをするのもよいでしょう。ボケ防止に高い効力があるとする研究データがあります。可能ならば、相手は若い人の方が効果的です。医学博士の帯津良一氏も著書『Ｄｒ．帯

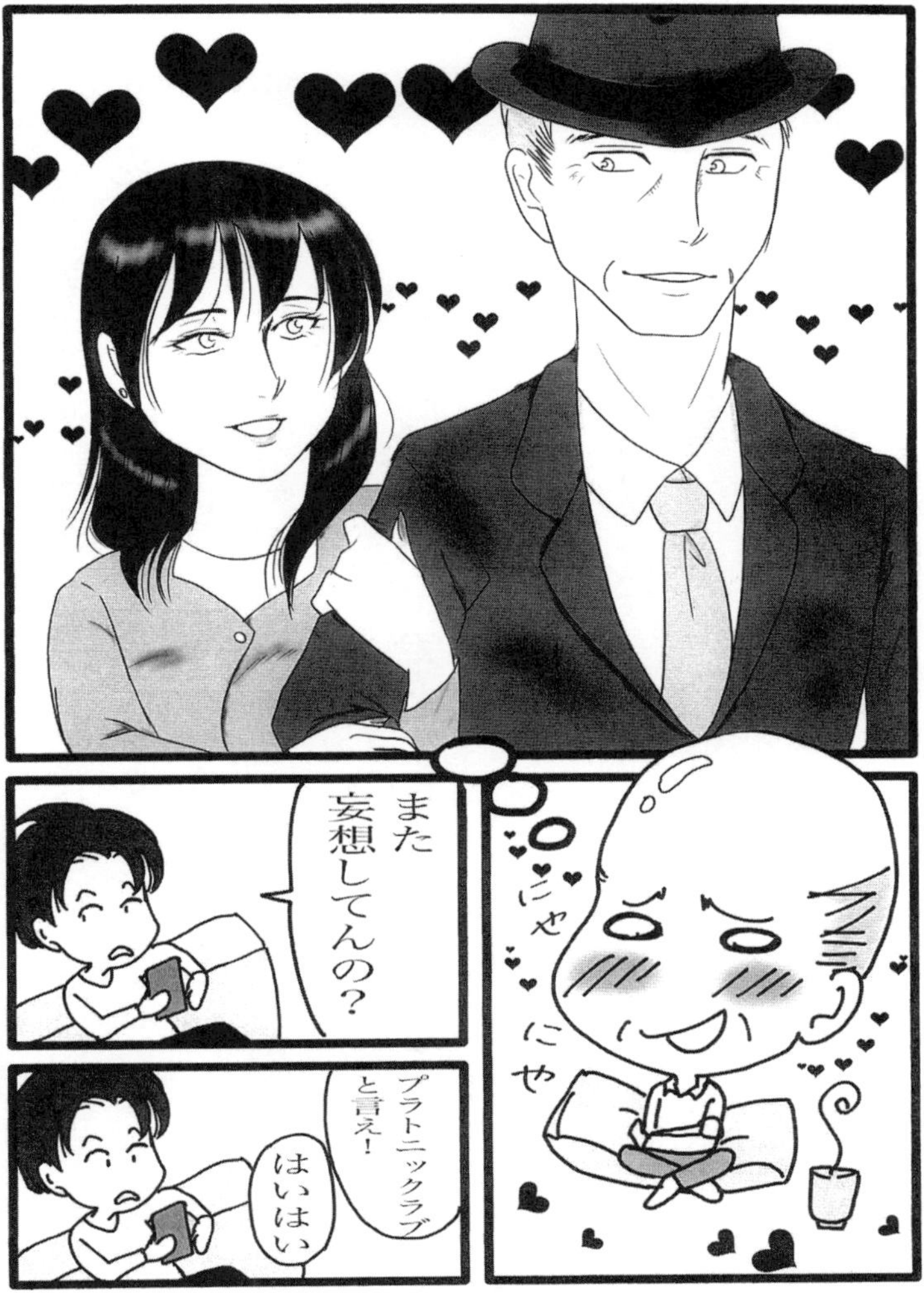
にや
にや
また妄想してんの？
プラトニッククラブと言え！
はいはい

津の老いから学ぶ「大逆転」のヒント』（海竜社、2019年）の中で「老いらくの恋にときめくも良し」と述べています。ただし、「老いらくの恋」は「プラトニックラブ」がお勧めですよ。念のためですが。

映画「あの花が咲く丘で、君とまた出会えたら。」を観て、切なく

最近、はやりの映画を観ました。「あの花が咲く丘で、君とまた出会えたら。」（成田洋一監督、2023年）です。タイムスリップした女子高校生と特攻隊の兵士との気持ちのやり取りが哀愁漂う物語です。ただし、映画のストーリーになぞらえれば、丘全面に咲き誇る百合の花の香

りと美しさに見とれる恋人同士の風情が漂うシーンがあるので、厳密にはプラトニックラブとは言い難いのだけれど、２人の気持ちを考えるとプラトニックラブという見方でもよさそうです。言いたい言葉をあえて言わないでいる空間が素晴らしいのです。映画の観賞後に、「切ない」とか「やるせない」という印象が強く残っているので、やはり、プラトニックラブだと思います。感動したので、恥ずかしながら2回続けて観に行きました。３回目はどうしようか、目下、思案中です。ためらわずに外出しましょう。旅先でのさまざまな出会いに感動できれば合格です。

最近は、対話型ＡＩ（人工知能）「ＣｈａｔＧＰＴ（チャットＧＰＴ）」に代表されるＡＩ脅威論が盛んに強調されています。出口康夫著『京大哲学講義　ＡＩ親友論』（徳間書店、２０２３年）は、「ＡＩと人間のあるべき関係」をあらためて構築する必要を訴えています。

カーツワイル氏のシンギュラリティの悪夢が到来する？

突然ですが、近い将来、人類は絶滅する運命かもしれません。小川和也著『人類滅亡2つのシナリオ　AIと遺伝子操作が悪用された未来』（朝日新聞出版、2023年）で、米グーグル社レイ・カーツワイル氏が唱える2045年の「シンギュラリティ（技術的特異点＝自立的な人工知能が人類の知能を超える転換点）」による人工知能とゲノム（遺伝子情報）テクノロジーの2つのリスクについて言及しています。問題なのは、AIが「自律性」を持つことです。つまり、AIが人間の許可を得ずに自分を改良できる（する！）ということです。しかも加速度的に進化すると考えられるのです。わずか20年後の世界です。私がまだ現役医師の時代かもしれないのです。楽しみと言うより恐怖を感じます。素晴らしい未来なのか、悪夢なのか、やはり疑問です。ならば元気なうちにせいぜい囲碁やプラトニッククラブを楽しみ、外出して人生を享楽しなきゃ損だというのが私の見解です。このように考えることがボケ防止にもなると思っています。

運動もお勧めですが、やりすぎは後悔の元になりますので、注意が必要です。例えば、通説である1日1万歩の散歩は、50歳以下の健康な人が対象と考えてください。高齢者はせいぜい5千歩ぐらいがよいと思います。

悠々自適、濡れ落ち葉状態は地獄か？

定年退職した後が問題です。「悠々自適」とか「毎日が日曜日」は危険です。「ボケ状態」になれと言うようなものですよ。また、奥さんに依存し離れないような生活は、「濡れ落ち葉」と皮肉られるもので、やはり、危険です。そのような生活は、当人にとって結果的に地獄の苦しみとなるかもしれません。

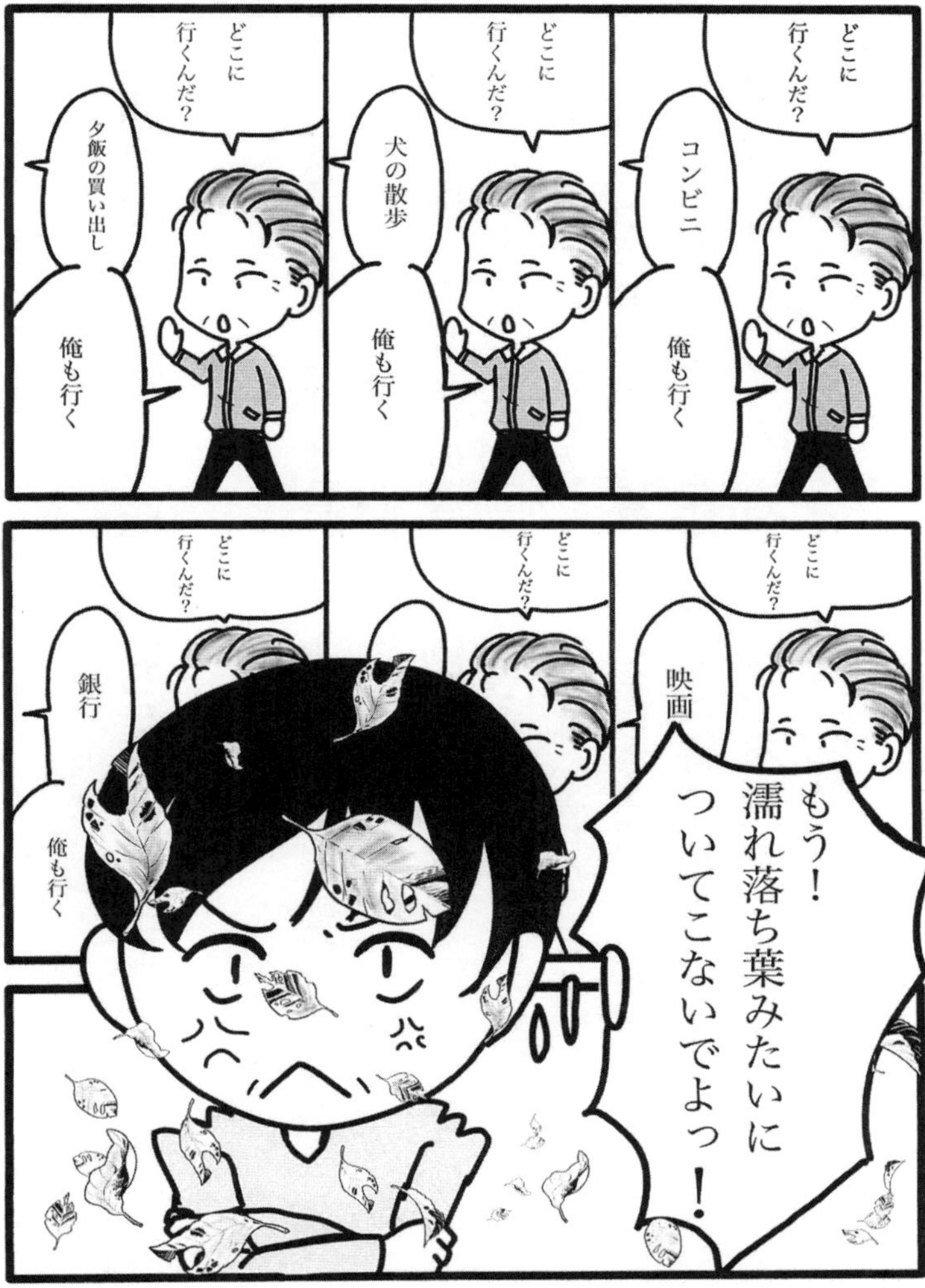
どこに行くんだ？
コンビニ
俺も行く
どこに行くんだ？
犬の散歩
俺も行く
どこに行くんだ？
夕飯の買い出し
俺も行く
どこに行くんだ？
映画
どこに行くんだ？
どこに行くんだ？
銀行
俺も行く
もう！濡れ落ち葉みたいについてこないでよっ！

「濡れた落ち葉」→「濡れ落ち葉」の誕生秘話

樋口恵子・坂東眞理子共著『人生100年時代を豊かに生きる　ヨタヘロしても七転び八起き』（ビジネス社、2023年）も痛快です。樋口恵子氏は、1989年の流行語大賞を受賞した言葉「濡れ落葉」の誕生秘話を明かしています。自分の思いつきではなく、ある主婦が口にした言葉を引用したものだそうです。当初は「濡れた落ち葉」でしたが、真ん中の「た」を省いたらヒットしたそうです。ついでながらです。

ボケ防止の観点から、定年後もできるだけ、仕事を続ける努力が必要です。堀江貴文著『ChatGPT vs. 未来のない仕事をする人たち』（サンマーク出版、2023年）の中で、「早く仕事を辞めてリタイアしたい、と言っている人は今の仕事や生活環境に不満がある」としていますが至言でしょう。感動や興奮がない生活をしていると男性ホルモンが少なくなってボケになりやすいことが分かってきました。それを防ぐために囲碁、将棋、麻雀などが高齢者にお勧めです。テレビでは、中国の路上で太極拳や麻雀をしている人を見かけますが、老化防止とボケ防止の「理」にかなっています。さすが4千年の歴史を持つ国は違いますね。

長寿化は神様からの贈り物か呪いか?

岡本裕一朗著『世界の哲学者が悩んできた「老い」の正解』(ビジネ

ス社、２０２３年）は、「人生70年時代の近代社会で設定された定年退職年齢50～60歳が、人生１００年時代になっても変更されていないために、仕事をしなくなっても、その後40年から50年も生きることが大問題。仕事も、周囲から期待されることもなくなり40～50年を過ごすのは、いわば地獄の苦しみに近い」というのです。「『長寿化』は私たちにとって、はたして〝贈り物〟なのでしょうか、それとも〝呪い〟というべきでしょうか」と疑問を投げかけています。

バイオテクノロジー（生命工学）の進化によって「老化」や「死」が克服され、「寿命革命」が実現するかもしれないという期待が近年、高まっています。反対に、ボケることで、長生きのつらさから逃れる方が幸せと考える人もいるでしょうか？　そうすると「老化防止」と「ボケ防止」が最も大事なこととなります。老化防止は専門家に任せて、私たちは自分でできる「ボケ防止」に励みましょうということです。前出の堀江貴文氏の著書では「ソニーが開発している空間再現ディスプレイの映像でバーチャルな孫を作ってしまえば話し相手には困らないし、ボケ防止やアンチエイジングにも活用できる」と述べています。まさしくそのとおりです。

手塚治虫のアトムとロビタが実現する?

前出のレイ・カーツワイル博士が唱える「シンギュラリティ（技術的特異点）」や「ポスト・ヒューマン（人類進化）」の考え方によると、人間の脳の知識をアバター（分身）やロボットに移転（移植）する方法で新たな人類が数十年後には実現するそうです。いわば手塚治虫の漫画に登場する「アトム」や「ロビタ」が誕生するかもしれない世界です。「ロビタ」はロボットとして完璧ではなくて人間らしい感情を持ち合わせており、「ミスや間違い」をすると描かれています。人間とロボットが合体して造られたという設定ですから人間っぽいのでしょうね。であれば、漫画のストーリーのように「ロビタの集団自決」が起きることも心配の種となるのではないでしょうか？

皆さんはそんな将来が、楽しみですか、それとも恐怖ですか？

俳優・歌手加山雄三さんの「お嫁においで」

老化に抵抗することを「アンチエイジング」と言いますが、その生き方を示してくれているのが俳優で歌手の加山雄三さんです。加山雄三さんのヒット曲は「お嫁においで」などです。この曲のままに実現できたら、プラトニックラブを超越して、シニアの私には憧れの存在です。言わば「よだれもの」です。

加山雄三さんは、1937年4月生まれで現在87歳。常々、「100歳まで生きる」と公言しています。「君といつまでも」や「お嫁においで」は不滅の名曲で、本人は「永遠の若大将」とも称されます。2019～20年に軽い脳梗塞と小脳出血を発症しましたが、リハビリを頑張って回復したもののコンサート活動からは引退しました。しかし、ほかの仕事に引っ張りだこです。つまり、ボケずに健康寿命の真っただ中で人生を謳歌しているのです。

実を言えば、私自身がシニアになってからは、「君といつまでも」や「お嫁においで」はカラオケの定番です。23年に亡くなった歌手の谷村新司さんと24時間テレビでデュエットした「サライ」は、忘れられません。

ボケ症状は、一般的には逆らいようがない老化の自然現象だとの考え方が主流ですが、最新の研究では、「老化やボケは病気の一種」とする研究者も登場しています。つまり病気ならば将来、治療ができる可能性がある、ということです。

総コレステロール基準値 120~220mg/dl

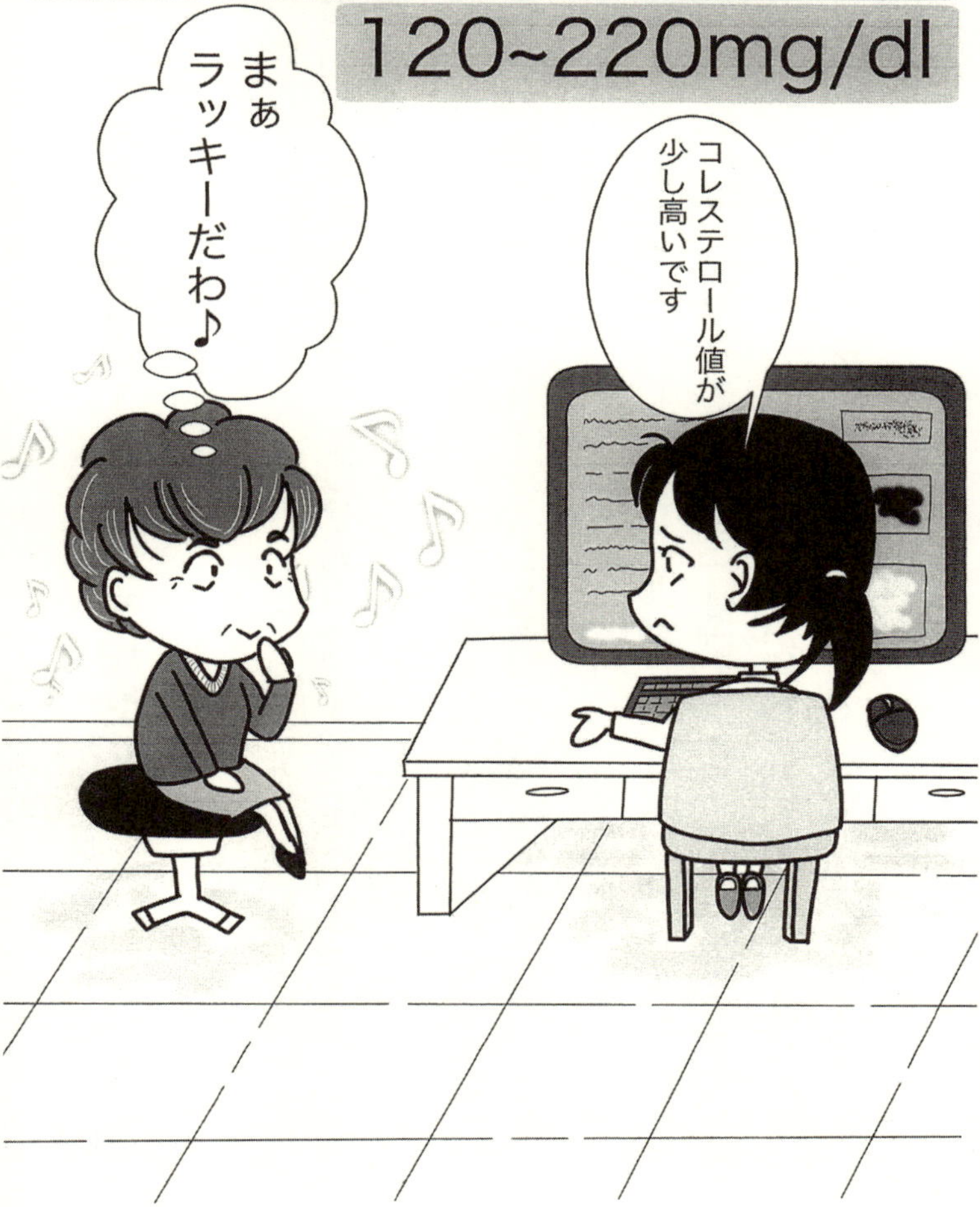
コレステロール値が少し高いです
まぁラッキーだわ♪

男性ホルモンは幸せホルモンを増やす コレステロールが原料？

前出の和田秀樹氏も著書『どうせ死ぬんだから好きなことだけやって寿命を使いきる』（SBクリエイティブ、2023年）で書いているように、80代になったらとにかく、動き、頭を使うことで老化やボケを防ぐことが大事です。血圧は下げ過ぎると転倒リスクが上がって、そのときに骨折でもすれば「ボケ」にまっしぐらです。血糖値を無理やり下げれば活力が失われるし、コレステロール値は高い方が、がんになりにくい。「ポッチャリ小太りが一番長生き」は至言でしょう。「元気の素」と言われる男性ホルモンはコレステロールが原料だからです。男性ホルモンは免疫細胞を元気にして、がん細胞を殺して食べて排除することも明らかになりました。だから、がんになりにくいのです。

コレステロール値が低いときの怖い話です

ここで、コレステロールの話をしましょう。コレステロール値が低い場合の話です。以前、私が病院勤務をしていた福島県のある市でのことです。患者さんは国会議員の選挙参謀を務めていた人です。彼は日常的に、仲間と酒を酌み交わし、塩味が濃いたくあんなどを肴としていました。彼が脳卒中の疑いで入院してきたので、カテーテルという細い管を使った脳血管の検査をすることにしました。動脈（血管）の中にカテーテルを進めたところ、血管の中は、ガチガチの動脈硬化の状態でカテーテルを上に進めることができなかったのです。検査は中止せざるを得ませんでした。血液検査では、コレステロール値は100前後でとても低い値でした。ほかにも、同じような患者さんをたくさん経験しました。この地域では、肉は贅沢品で食べる習慣がなく、海のない内陸のため新鮮な魚を食す機会に恵まれず、タンパク質の含まれる食事が少ないのです。つまり、コレステロール値は、高いよりも低い方がはるかに動脈硬化を起こす割合が多いことが分かったのです。

一般的に、コレステロールは、血管の弾力性を維持する働きがあることが知られています。極端に不足（低い値）すると、動脈硬化が進むのです。マスコミなどではあまり報じられていない事実です。コレステロール値を適正に保つことが動脈硬化の予防に大切だと知らせるべきです。タンパク質が不足しがちな高齢者は、おいしい牛タンや、作家で天台宗尼僧だった瀬戸内寂聴さんを見習って、ビーフステーキを朝から食べるのがお勧めです。

男性ホルモンは「幸せホルモン」であるセロトニンを増やす働きがあることも知られてきています。コレステロールを目の敵にして数値を下げるのは要注意です。セロトニンが欠乏すると大敵のうつ病になりやすいのです。私もうつ病を患った経験があります。「生きているのがつらい」という症状は二度と味わいたくないです。幸いにして、私の場合は本を出版した達成感により完全に立ち直りましたけど。かく（郭＝私の名前）言う私は、自慢するわけではありませんが、少しだけポッチャリ体型です。健康診断の数値と実際の健康はあまり関係性がないので医者に自分の生き方を決めさせないことが大切です。

杖やおむつの勧め

老眼鏡や補聴器、さらには、杖やおむつなど文明の利器（?）が必要な年齢になったら嫌がらずに恩恵をこうむるべきです。特に日本のおむつは世界でも評判の逸品ですよ。そうして、活動の準備を整えたら外に出て、できるだけほかの人と会話するべきです。そうすれば、ボケ防止になるのです。

ところで、自分に合うよい医者の探し方は、待合室の患者さんが元気な病院の医者がお勧めです。さらに言えば、総合診療医でしょうか。ボケの原因とされる認知症は、病気ではなく老化現象の一つなので、ゆっくりと進み、個人差も大きいのです。老化により視力や聴力が衰えるのと同じです。たとえ認知症の病状が現れたとしても、全員に徘徊や妄想の症状が出るわけでもありません。マスコミに脅かされすぎです。もっとも、マスコミは国民を驚かすのが趣味（なりわい、仕事）なのです。従って、あまり心配しすぎないようにしていましょう。

ゲノム編集技術、クリスパー・キャスナインは夢の技術

老化について分かってきたことがあります。人は長い人生を生き抜くために、遺伝情報であるＤＮＡのコピーを繰り返し行います。そうするうちに、たまたま（？）コピーミスが起こり、できてしまった老化遺伝

子により老化が進むのです。従って、コピーミスの老化遺伝子を取り除くか修正できれば老化を防げるはずです。しかも、その方法も分かったのです。独マックス・プランク感染生物学研究所所長エマニュエル・シャルパンティエ氏と米カリフォルニア大学バークレー校のジェニファー・ダウドナ教授が「遺伝子を好きな場所で切ったりつないだりができるハサミ」を発見したことは画期的で、2020年にノーベル化学賞を受賞しました。

題して「CRISPR-Cas9（クリスパー・キャスナイン）」です。ゲノム編集技術が完成したのです。その書籍を紹介しましょう。ジェニファー・ダウドナ教授共著の『CRISPR（クリスパー） 究極の遺伝子編集技術の発見』（文藝春秋、2017年）です。この技術により、傷ついたDNAを取り除けば老化を防ぐことができるかもしれないのです。素晴らしい未来が待っているのです。ただし肉体的な老化とボケは別物かもしれないので、老化せずにボケ防止ができなければ、かえって困ることになります。そこで、ますますボケ防止が重要になるかもしれません。

ここで最新情報をお届けします。『日経テクノロジー展望2024 世界を変える100の技術』（日経BP、2023年）掲載の老化を抑える健康・医療技術です。米ユニティ・バイオテクノロジー社が2023年4月24日に、老化細胞のアポトーシス（細胞死）に抵抗する物質をタンパク質除去薬剤により取り除くという革命的な方法を示しました。朗報です。さらに、この老化細胞除去ワクチンが日本の研究者によって開発されたらしいのです。しかも2040年までに実用化されるとしています。未来が明るくなってきましたね。

82歳現役脳外科医の私生活

私の専門はボケ防止です。そこで私の生活を紹介しましょう。

私は82歳の正真正銘の後期高齢者です。

私は脳神経外科の専門病院を経営している医療法人の理事長で、現役の脳外科医です。言わば二刀流です。

私の願いは、100歳になってもボケずに、現役で診察ができることです。そうすれば、高齢の患者さんたちに元気を与えられるからです。

現在は、心身ともに健康で物忘れをすることもなく心配はないので、自信はあります。そのために人知れず努力していることがあります。その一端を紹介しようと思います。

週3回の外来診療と週3回のIT（情報技術）研究会での討論、週3回の囲碁サロン通いはボケ防止に効果的だと考えています。また、月1回の経営戦略会議のほかは、読書が趣味ですので勤務時間中でも時間の許す限り読書をしています。レパートリーは恋愛小説も含めて多岐にわたります。根が多感なものですから。

ワクワク♪ 楽しい 囲碁

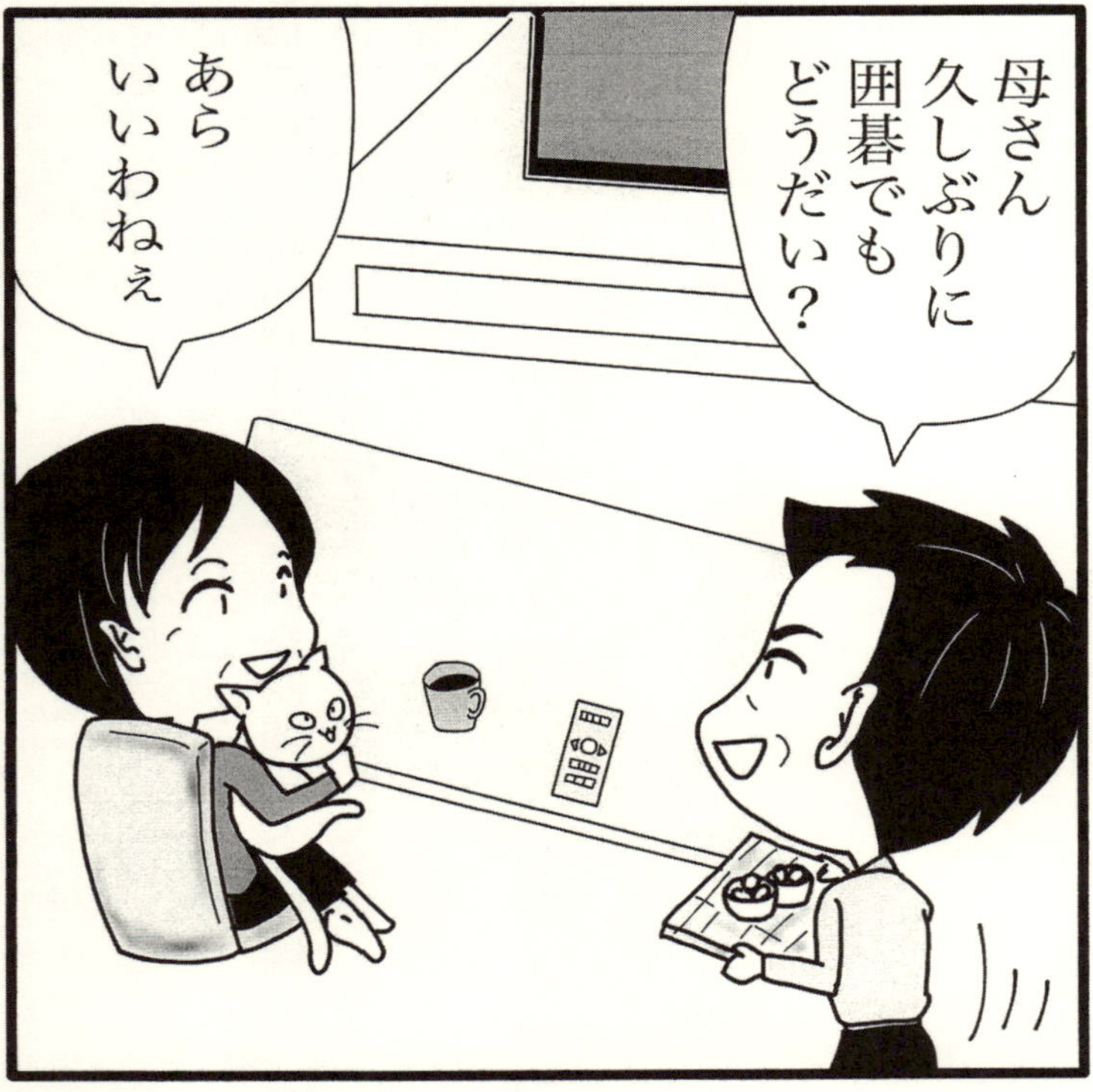
母さん久しぶりに囲碁でもどうだい？
あらいいわねぇ

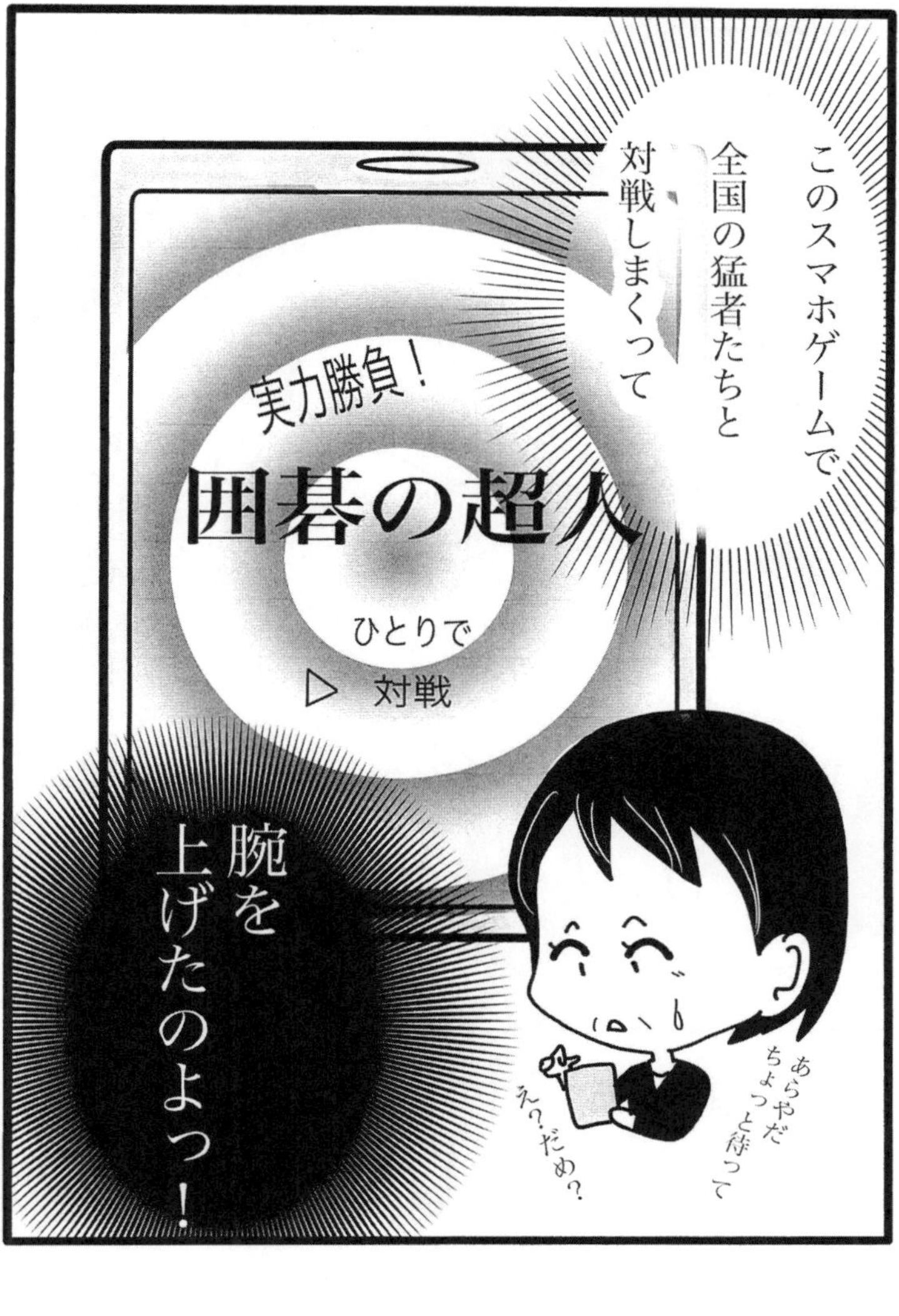

このスマホゲームで
全国の猛者たちと
対戦しまくって
実力勝負！
囲碁の超人
ひとりで
▷ 対戦
腕を
上げたのよっ！
あらやだ
ちょっと待って
え？ だめ？

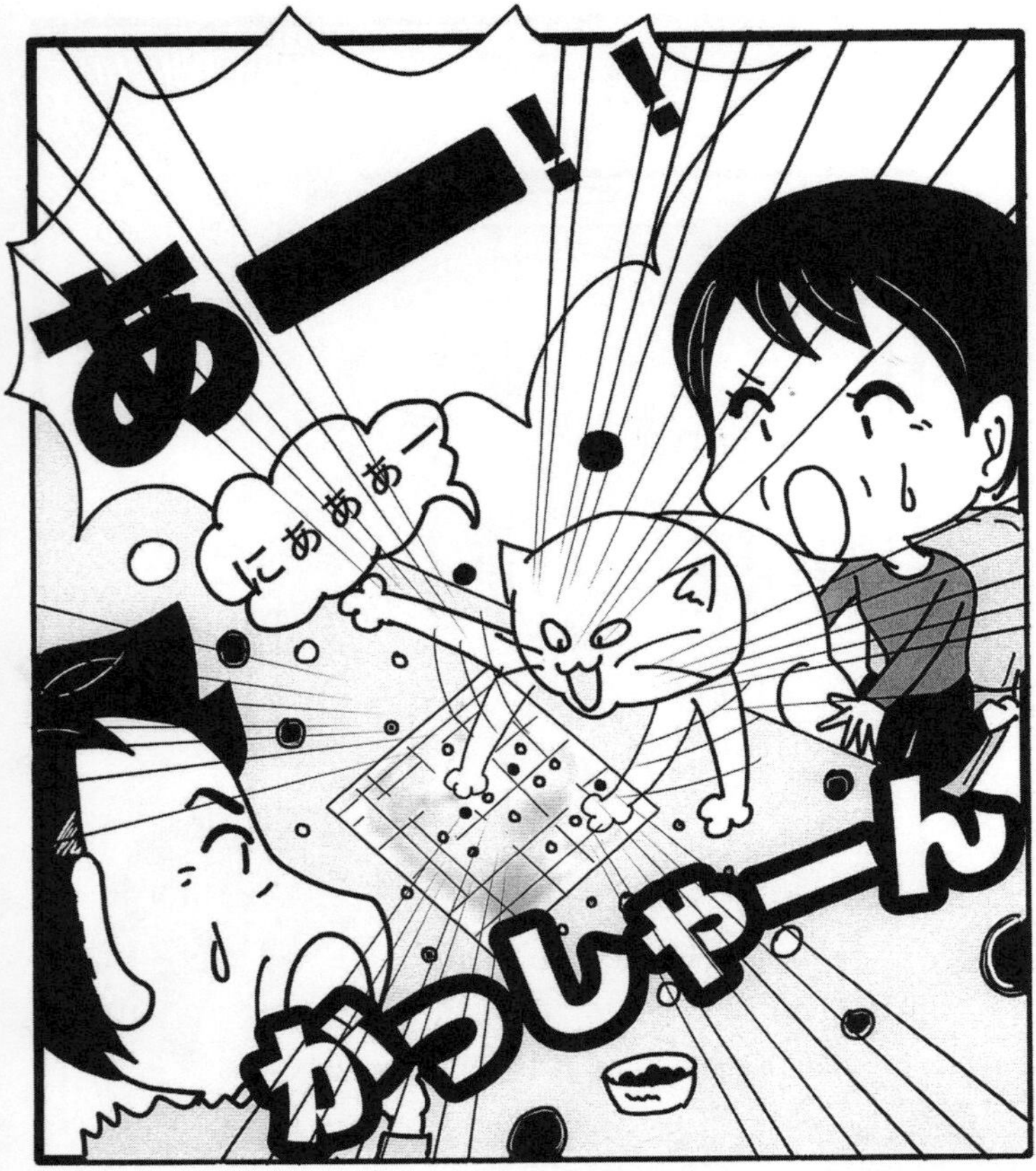

猫が楽しい　囲碁

ＩＴ研究会では、ＣｈａｔＧＰＴを使った複数のスマホアプリの開発もしています。

また、６冊目に刊行した本は『ゾクゾクするＡＩで変わり果てる医療の世界』（毎日新聞出版、２０２３年）です。本の出版は「暇つぶし」ですが、ボケ防止にも効果があります。

囲碁サロン通いは、日本棋院から三段の免状を付与されている腕前です。

タバコは、喫煙場所が少なくなり、また、当院でも、まるで犯罪者を収容するような狭い囲いの場所に移されたので15年前に自発的にやめました。飲酒については、酒は好きですが1人では寂しくて飲む気がせず、仲間がいるときだけビールを楽しく飲みます。

マイカーは、渋滞と駐車場探しが苦痛なので手放したけれど、運転免許証は絶対に返納する気はありません。返納を命令されるのがイヤ、という「へそ曲がり」だと思って下さい。ちなみに前出の和田秀樹氏も同じ考えのようです。

蛇足ですが、相手との交際を伴う煩わしい恋ではなく、相手には分からないようなプラトニックラブを人知れず実践中です。これだけでも「幸せホルモン」として知られるセロトニンの分泌を促進させて、ボケ防止の効果があることが研究データから分かっているので、相手がいる人にはお勧めです。

「リアル・トーク・メーター」アプリのすごさ

私たちが最近開発したアプリは、①リアル・トーク・メーター②AIナース③Smile Ranking（スマイルランキング）―の3つです。「リアル・トーク・メーター」は、私の著書『わくわくする脳リアル・トーク・メーターってなに？』（毎日新聞出版、2022年）で詳しく述べています。病院で、患者さんが医師から病状説明を聞いても十分理解できなかった場合に、医療訴訟に発展するという事態を防ぐために開発しました。医師の病状説明をスマホやタブレットで録音し、内容をChatGPTを利用して小学生でも理解できる200文字以内の文章に要約して印刷します。この文書はすぐに患者さんや家族の方にお渡しするので、勘違いや、後のトラブルを避けられる夢のような優れものです。

次に、「AIナース」は、担当のナースのアバター（ナース本人の分身）を作成し「AIナース」と便宜的に呼んでいるものです。スマホ画面の開始ボタンを押して、AIナースに話しかけると、イスラムの説話集『千夜一夜物語』で有名なアラジンの魔法のランプの魔神のように、「何かご用ですか？　雑談でも質問でもよいので話かけてください」と返答してくれるのです。例えば、「頭が痛いのですが」と言うと、いくつか質問と応答を繰り返し、「片頭痛の可能性があるので専門のドクターの診察を受けてください」などと、確定診断を避けた回答が得られます。

「むんてら」の本で落涙

「リアル・トーク・メーター」のアプリの原型となったのは、医師から患者へ病状や今後の治療方針などを説明する行為「むんてら」です。間中喜雄著『むんてら ―医者と患者―』（創元社、1963年）を参考にするとよいでしょう。診察結果を整理して説明し、患者の話を尊重した上で社会的条件も勘案する「むんてら」の極意に触れています。間中喜雄氏は本の中で、「むんてらは、一般の日本の医者が信じている和製ドイツ語でもなく、ヒマラヤのレプニヤ族の言葉とのことです」と述べています。驚きました、白状すれば、私は浅学なためドイツ語だと信じていました。巻末の「詩」「父と子」を読むと感動して、まさに落涙ものです。間中喜雄氏の卓越した知識とウンチクのある文章力と包容力に感動しますよ。私は、間中喜雄氏の息子さんである尊敬する先輩の医師からこの本をいただきました。残念ながら1963年初版発行で、既に絶版なのか手に入れるのが困難です。是非とも再発売されて多くの若いドクターに関心を持ってもらえたらと望んでいます。

「Smile Ranking」アプリは、スマホで自分の顔写真を撮って笑顔を100点満点で判定します。同時に、独自に作成したコメントを追加する工夫をしました。例えば、90点以上だと「素晴らしい笑顔です。このような笑顔を続けてください」、50点以下だと「肩の力を抜いて、口角を上げてもう一度試してください」など。再び撮影するとほとんどの場合、点数を上げることができてハッピーな気持ちになれます。

このアプリを入院患者さんに利用してもらうと喜ばれます。笑顔だけ

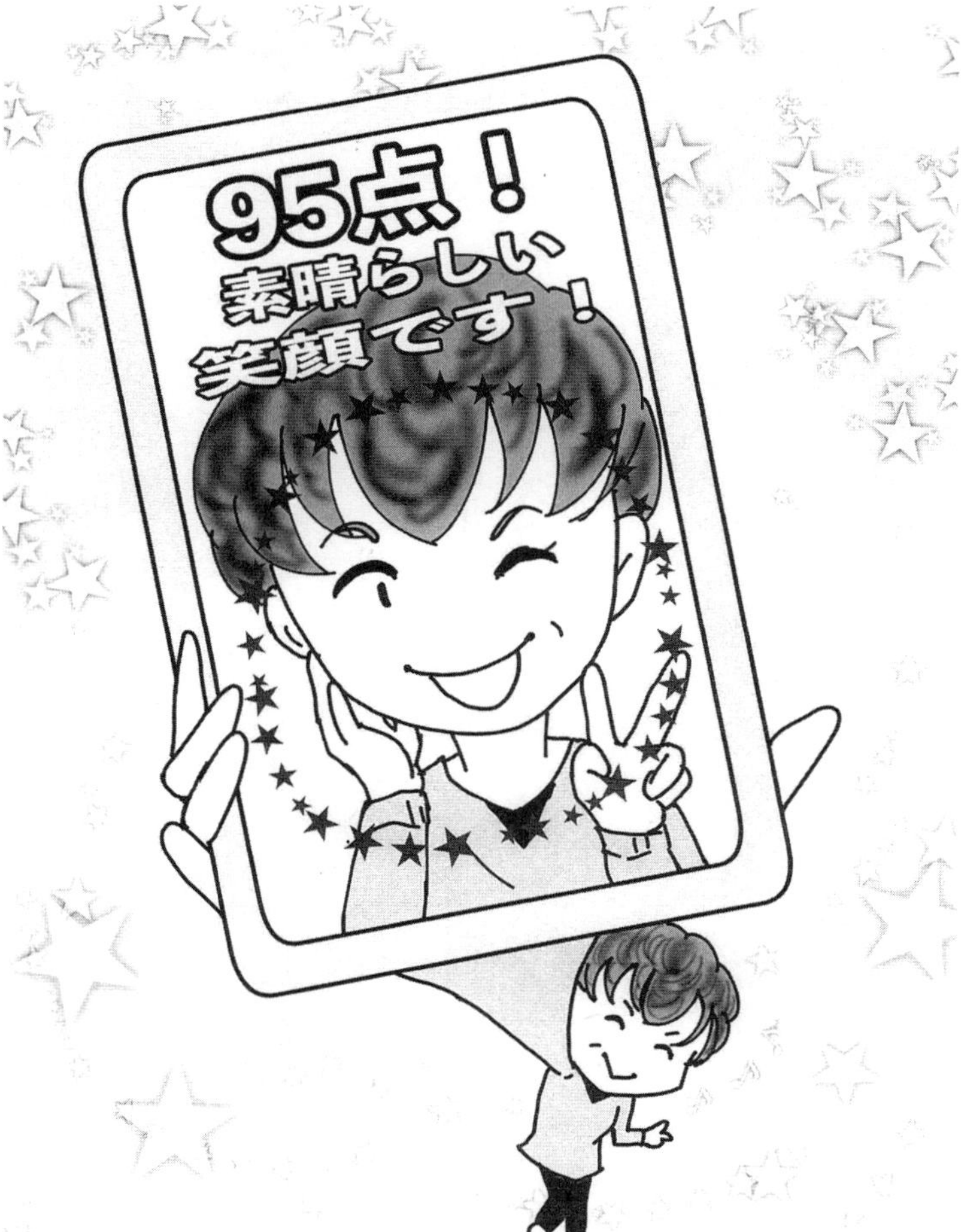
95点！
素晴らしい
笑顔です！

でなく「悲しみ」「喜び」「驚き」などの表情についても判定可能なので、患者さん自身が自分の体調の変化を毎日チェックできるところが好評です。回答は音声でも可能ですがプライバシーの保護に留意して文字で表示しています。ついでに言えば、笑顔は必ず、伝染します。

ハピネス（幸せ）スコアを開発

「ボケ防止のレシピ」の本を書いているついでに、前向きになれるスマホアプリのアイデアを思いつきました。

名付けて、「ハピネス（幸せ）スコア」です。すでに開発済みのアプリ「Ｓｍｉｌｅ　Ｒａｎｋｉｎｇ」の兄弟版です。表情を見て現状を知るだけでなく、よくなろうとする意欲を向上させます。方法は、「悲しみ」の点数を１００から引いた数字に笑顔の点数を加えて合計し２で割って１００点満点で表示します。そこでコメントの登場です。70点以上なら「幸せですね、そのまま楽しんでください」、40点以下では「がっかりせずに、次回頑張りましょう」などと努力を促す仕組みです。ハピネススコアは、幸せを感じることを目指して、努力するための未来志向型アプリです。

島倉千代子の「人生いろいろ」

この「ハピネススコア」というアプリは、ストレスの多い現代でうっ積した気持ちを吹き飛ばし「希望とやる気」を出してくれますから、社会で活動している方も気軽に使ってみてください。また、既婚者であれば共稼ぎ、専業主婦（夫）にかかわらず、ストレス過剰の生活を強いられたときにうつ状態になったら、前向きな毎日を取り戻すために利用してください。坂本九の「上を向いて歩こう」の歌のような明るい気持ちになれますよ。介護施設に入所している人にも使ってもらいたいと考えています。その場合、「悲しみ」の代わりに「不満」を点数化します。40点以下の低い点数になった場合のコメントは、「そんな不機嫌な顔では孫に嫌われますよ。空を見上げて、口角を上げて再撮影をして点数を上げましょう、さあ!」、あるいは、島倉千代子の歌詞を拝借して「人生いろいろ、女だっていろいろ」などと返答してくれるように工夫します。コメントは、サラリーマンや介護施設入所者用と一般向けに区別するために、ボタンを配置しています。

おいしい牛タンの店

私の食生活は、前出の和田秀樹氏が推奨しているタンパク質を十分に含んだ好物がメインです。美味しい牛タンがあれば言うことなしです。

最近、横浜・鴨居の町を散歩がてら、牛タンのおいしい小さな店を見つけました。大発見です。一度食べたらクセになりますよ。美人のママさんの笑顔は素晴らしい調味料です。この牛タンを味わえば、「ボケ防止の理」にかないます。私の体型も、和田秀樹氏が推奨する「ポッチャリ体型」で、運動といえば、テレビショッピングで購入した「足踏みマシン」や散歩程度です。和田秀樹氏の著書『どうせ死ぬんだから─』で述べているとおりに、私も健康診断の結果に一喜一憂せず、ゆるく考えることを実践しています。

定年制度には反対

定年制度は原則的に廃止すべきだと考えています。なぜなら、一定の年齢を過ぎたら強制的に社会から放り出す制度だからです。65歳ぐらいから、いつでも自由に退職を選択できるシステムがベストです。つまり、この年齢になっても、働く能力と意欲がある人は仕事を続けるべきだということです。ちなみに私は病院理事長なので定年はありませんので安心です。医学的に言えば、意欲も能力もある人を突然辞めさせると、「毎日が日曜日」に途方に暮れ、あるいは、奥さんに依存する「濡れ落ち葉」となります。ボケる危険性が高くなるのではと心配です。

少子高齢化社会が到来して人手不足になると大騒ぎしていますが、まだ、甘えを引きずっているような未熟な若者も少なくなく、熟練した高齢者に継続して働いてもらう方が会社的には安心です。はたまた、高齢者は「イキのいい」若者と競争し、刺激的な毎日を過ごせるという効用もあります。

ところで少子高齢化問題といえば、現在、政府は、少子化対策をなりふり構わず進めていますが、なかなか効果は期待できません。一方で、高齢者の数は減少するどころか増加する予測ですから、高齢者を利用(?)しない手はないでしょう。勢古浩爾著『脱定年幻想』(エムディエヌコーポレーション、2023年)で述べられているように、いろいろなしがらみから脱皮して自由になることが大事でしょう。そうすれば、ボケ防止にもなるし、健康寿命(健康上の問題で日常生活が制限されることなく生活できる期間)を延ばす効果も期待できるので、要介護(介護が必要な状態)者の激増も防げ、国家の財政状態も改善できる可能性があります。

一冊の本を紹介しましょう。ニール・バルジライ著『ＳｕｐｅｒＡｇｅｒｓ（スーパーエイジャー）　老化は治療できる』（ＣＣＣメディアハウス、２０２１年）です。「はじめに」からの抜粋です。「老化は確実に起こるものではなく、他の困難な症状と同じく、現象と考えられるようになってきた。つまり病気のように迎え、改善し、治しさえできるのだ。何十年にもわたる直接研究と、以前はバラバラだった研究者が集まって全国や世界規模になった共同プロジェクトのおかげで、ついにこう言えるようになった。もうおわかりのように、老化は終わったのだ」。大変なことです。しかし、新たな問題が出てくるかもしれません。つまり、地球が人類であふれ返ってしまうかもしれないことです。私は心配性なので、大変、憂慮しています。

老化は治療できる病

もう一冊紹介しましょう。デビット・A・シンクレア共著『LIFESPAN（ライフスパン） 老いなき世界』（東洋経済新報社、2020年）です。ここでは、「生命は老いるようにはできていない」とか「老化は治療できる病である」、「もはや、老いを恐れることはない」などと書かれています。大変心強い主張です。

さらにもう一冊。スティーヴン・N・オースタッド著『老化はなぜ起こるか コウモリは老化が遅く、クジラはガンになりにくい』（草思社、1999年）は、「老化を遅らせ、寿命を延ばすことができる」と明言しているのです。

ChatGPT制作の物語

ChatGPTに質問(プロンプト)をしてみました。質問の内容は「老人ボケになった高齢の夫婦の会話を物語風に、2000文字以上で描いて下さい」です。

老人ボケが進んだ高齢の夫婦、田中夫妻の家での一コマ。
夫：「あのね、さっき何しようと思ってたんだっけ？」
妻：「お茶を入れようって言ってたわよ、田中さん」
夫：「ああ、そうだった！　ありがとう、奥さん」
夫妻はお互いの名前を忘れることも多く、会話の中で助け合っていた。

そんな日常が彼らにとっては幸せなひとときだった。
ある日、夫妻は庭で花を育てることに決めた。
夫：「奥さん、これから一緒に庭で花を植えようよ」
妻：「いいアイデアね！　でも、どんな花がいいと思う？」
夫：「あの…うーん、すごく美しい花があったはずなんだけど、名前が思い出せない」
妻：「それは大丈夫よ、私たちは一緒に調べればいいわ」
夫：「ありがとう、奥さん。君がいてくれて本当に幸せだよ」
夫妻は一緒に花の名前を調べ、楽しいひとときを過ごした。老人ボケが進行しても、彼らの愛情は変わらなかった。

次は別の物語です。

ある日、町のイベントに参加することになった。
夫：「奥さん、今日は何のイベントに行く日だっけ？」
妻：「今日は町のフリーマーケットに行く日よ、田村さん」
夫：「ああ、そうだった！　でも、何を買いに行くんだっけ？」
妻：「新しい鍋を買いに行くつもりでしょう？」
夫：「そうだ、新しい鍋が欲しいんだ」
夫妻はイベントに出かけ、楽しい時間を過ごした。老人ボケが進んでも、彼らの笑顔は変わらなかった。
そしてある日、夫妻は大切な結婚記念日を迎えた。
妻：「田村さん、今日は素敵な日よ」
夫：「そうだね、奥さん。でも、何の日だっけ？」
妻：「結婚記念日よ、私たちの結婚した日」
夫：「ああ、それだ！　ありがとう、奥さん」

夫妻は手をつなぎ、レストランに行っておいしい夕食を楽しんだ。
そして、ある日の夕方、夫妻は家の前のベンチに座っていた。
夫：「奥さん、今日は何か特別なことをしようと思うんだ」
妻：「本当に？　それなら何をしようと思ってるの？」
夫：「君と一緒に星を見よう」
妻：「それは素晴らしいアイデアね」
夫妻はベンチに座り、手をつなぎながら夜空を見上げた。星座の名前を忘れながらも、彼らは幸せなひとときを過ごした。老人ボケが進行しても、彼らの愛は変わらなかった。

追加の物語です。ＣｈａｔＧＰＴへの質問の内容は↓もちろん、「老人ボケになった人の物語をお願いします」です。

物語は、小さな町に住むジョンという名前の老紳士から始まります。ジョンは長い人生を歩んできました。彼は若いころは優れた頭脳を持ち、さまざまな仕事で成功を収めました。しかし、歳を重ねるにつれ、ジョンは次第にボケていくことに気づきました。

最初は些細なことから始まりました。鍵や眼鏡をどこに置いたか忘れたり、友達や家族の名前を思い出せなかったりすることが増えました。ジョンは深刻な懸念を抱きました。彼の思考力や記憶力が次第に衰えていることを受け入れることは、彼にとってつらいものでした。

ジョンの家族や友人は、彼を支えるために最善の方法を探しました。彼らは医師の診断を受け、ジョンがアルツハイマー病の初期段階にあることを知りました。これは彼の症状を説明するカギでしたが、ジョンと彼の愛する人々にとっては困難な時期でした。

しかし、ジョンと彼の家族は絶望せず、一緒に立ち向かうことを決意しました。彼らは専門家のアドバイスに従い、ジョンの日常生活をサポートしました。記憶を刺激するゲームや課題を取り入れ、脳を活性化しようとしました。また、ジョンは健康的な食事と運動を続け、体と心の健康を維持しました。

最も重要なのは、ジョンの家族や友人が彼に寄り添い、愛情と理解を示し続けたことです。ジョンは時折、自分の制約に挫折しましたが、家族の支えと愛によって励まされました。共に笑い、共に涙し、共に過ごすことで、ジョンのボケが進行していく中でも、彼は愛され、尊重され続けました。

物語の結末では、ジョンはボケに立ち向かいながらも、家族と友人の温かいサポートの中で幸福な瞬間を楽しんでいます。老人ボケに立ち向かうジョンの物語は、愛と結束の力を称えるものであり、彼の人生における勇気と希望を表現しています。

さらに追加で質問してみました。ChatGPTの返答の例を示します。質問は「老人ボケ防止の対策を物語風に考えてください」です。

昔々、ある小さな村がありました。この村は美しい自然に囲まれ、平和で幸せな暮らしが続いていました。しかし、村の中には年老いた人々が次第に記憶力を失い、物忘れが増えていく問題がありました。村の人々は心を痛め、老人のボケ防止の対策を模索することになりました。

昔々、村の中には賢明な老人が住んでいました。彼は田川老人で、村の宝と呼ばれていました。田川老人は年を取っても頭の働きが鈍ることはありませんでした。それはなぜかというと、彼が実践していたボケ防止の秘訣があったからです。

ある日、若者たちは田川老人に尋ねました。「田川老人、どうしてあなたの記憶力はいつもよいのですか？」

田川老人は微笑みながら答えました。「何よりも大切なのは、心を活性化させることだということを知っているからです」

そして、田川老人は彼の秘訣を物語り始めました。

昔々、ある山の中に、古代の知恵を秘めた神秘的な湖がありました。この湖の水は知識と記憶の源であり、その水を飲むことで心を鋭敏に保つことができました。

若者たちは驚きましたが、田川老人は続けて語りました。

「湖の水を飲むことはできないかもしれませんが、私たちにもできることがあります。それは、日々の学びと思考を大切にすることです。新しいことを学び、知識を深めることは、脳を活性化させ、記憶力を向上させるのに役立ちます」

若者たちは田村老人の言葉に感銘を受け、村中で学びと知識の大切さを広めることを決意しました。彼らは図書館を設立し、老人たちに本を読む機会を提供しました。また、村の中にある美しい庭園で、老人たちが散歩を楽しむ場所を作りました。

さらに、村の人々は新しいことに挑戦する機会を提供しました。老人たちは新しい趣味や技術を学び、それによって脳を刺激することができました。例えば、絵画、音楽、料理、園芸など、さまざまなアクティビティが老人たちの日常に取り入れられました。

そして、最も大切なことは、コミュニケーションを大切にすることでした。若者たちは老人たちと積極的に会話し、思い出話を共有しました。この交流によって、老人たちの社会的なつながりが強化され、孤独感が軽減されました。

この物語は、老人たちの記憶力を保つための大切な教訓を伝えるものであり、村の人々はそれを大切に守り続けました。そして、村は愛と思いやりに満ちた場所であり続け、老人たちは幸せな晩年を迎えました。

以上です。参考になりましたか？

おわりに

最後にＣｈａｔＧＰＴについてコメントしてみましょう。

ＣｈａｔＧＰＴは、米オープンＡＩ社が開発し、２０２２年11月に公開した対話型ＡＩチャットツールです。同社は当初、非営利研究機関として設立され、製品の反響がすさまじいために現在ではＡＩ開発を行う営利企業となったそうです。利用者はなんと、公開からわずか2カ月で1億人を超えました。会話しているように自然な対話形式（テキスト文章）でやり取りできる優れものです。私たちはＣｈａｔＧＰＴを利用し、「音声に変換する」機能を追加したアプリを開発したのです。アプリ「リアル・トーク・メーター」（ニックネームは「言葉の救世主」）で、タイトルは「音声ブレークスルー（ＯＢＴ）」です。当社の社名でもあります。

ところがこのアプリが医療の世界を「変わり果てさせる」効果があると分かったのです。

新しい産業革命（第八次）の始まりか？

つまり、著書『ゾクゾクするＡＩで変わり果てる医療の世界』で詳しく述べているように、ドクター、ナース、薬剤師、リハビリトレーナー、クラーク（病院の医事課の職員）など病院のほとんどの職種がＡＩアバターなどで代替される未来が迫っているのです。深刻なのは、ＡＩドクターは、開業医から患者さんを奪ってしまうかもしれないことです。

すでに世の中は新型コロナウイルス感染症の流行以降、オンライン診療が根づいていますので、あえて法律的な規制緩和をしなくても済みます。患者さんはオンラインでAIドクターから診断的なアドバイスをもらうことで満足します。だから開業医は廃院せざるを得なくなります。患者さんからすれば、オンラインで診察してくれるドクターが本物なのかAIなのか区別ができないのです。AIドクターは、それほどの出来栄えなのです。これは、医療における革命的な変化で、言わば「産業革命」です。ところがです。この現象は医療の世界だけにとどまらず多くの業種や職種に影響することが分かってきました。

産業革命についておさらいをしてみましょう。イギリスで18世紀後半から、綿糸を紡ぐ紡績で機械化が進み、ジェームズ・ワットが発明した蒸気機関を動力として実用化し良質の製品が大量に生産可能となりました。この生産技術の革新とエネルギーの変革を第一次産業革命といいます。これにより、多くの労働者が解雇され職を失い、「ラッダイト運動」と呼ばれる機械打ち壊し運動が起きました。このようなことが医療の世界以外でも起きることが想像できますか？　まさに、第八次（‼）産業革命が出現することにより想像を絶する世界が訪れるかもしれません。

さらにおさらいです。第二次産業革命は、19世紀末から20世紀初頭で、「電気の普及や内燃機関の発明」などによって交通手段や通信手段が発達しました。第三次産業革命は20世紀後半で、コンピューターの登場により産業構造における労働のあり方が大きく変化しました。

続いて第四次産業革命は、AIやビッグデータを活用した技術革新のことです。これは「インダストリー4.0」とも呼ばれ、現在進行中の社会や経済の大きな変革を意味します。さらに、第五次産業革命（インダストリー5.0）は人間中心をコンセプトにすえた持続可能な産業への変革です。第六次産業革命とは、「人と技術の融合」で、第七次産業革命は、「脱化石燃料のビジネス」がモデルです。

産業革命の一連の流れの中で、第八次産業革命については、現在はまだ具体的な特徴や定義は確定できないのですが、登場するのは、画期的な技術革新である「音声ブレークスルー」による労働者の変革だと私は確信しています。音声ブレークスルーは私の造語ですが、言葉の示すとおり、音声（言葉）を簡単にテキスト化してChatGPTでコメントをつけるものです。大変な時代が到来するのです。つまり私が開発した「リアル・トーク・メーター」アプリを少しだけ規制緩和するだけで私の著書『AIで変わり果てる医療の世界』で述べているように、病院では多くの職種で大量解雇が起きて、ほとんどの開業医が閉院に追い込まれる現実は、まさしく新しい産業革命に相違ないのです。さらにこの変化は医療の世界だけにとどまらず、保険業界、銀行など多くの業界や役所などの公的機関、窓口業務やコールセンターなどさまざまな職種で雇用調整が起きることは必然です。ゆめゆめ、先送りして済む問題ではないのですよ。

今より高度化するAIの導入によって、タクシー運転手23万人（2023年現在）が廃業する可能性があります。バス運転手11万人（同）や電車の運転士4万人（2012年時）も職を奪われます。つまり、こうした職種だけでもおよそ40万人の仕事がなくなるかもしれないのです。オフィスやデスクワークを中心としたホワイトカラーの多くも仕事を奪われます。聖域と信じられている税理士や弁護士、さらにはコンサルタントや企業経営者すら例外ではなく、駆逐される時代が来るはずです。こうした「第八次産業革命」が起きるのです。新聞社やテレビ局などマスコミ各社はこの予測を国民に知らせなくてもよいのでしょうか。ついでに言えば、こうした報道は一時的で断片的な伝え方ではなく、真剣で本格的な討論番組にするべきだと思います。このままではとても心配です。せめてこの本を通じて手遅れにならないうちに警鐘を鳴らしておきたいと思います。

疫病神の第八次産業革命が首都直下地震より早く来るのか心配

話題を変えましょう。東南海などを震源とする首都直下地震は今後30年以内（2020年時点）に70％程度の確率で発生すると言われていますが、第八次産業革命はそれより早く、10～20年以内に同じ確率で起きると思います。いずれの「災難」が、より大きな被害を社会生活にもたらすのでしょうか？　ただし、第八次産業革命は、「備えあれば憂いなし」

という結果に帰結できる可能性もあります。すなわち、早く気づけばあらかじめ対策が講じられるのです。読者の皆さん、へこまずに頑張りましょう。そのためにはますます「ボケ防止」が大切ですよ。

本書を終えるにあたって、マンガとイラストを担当してくれた中澤恵美子さんにはこの紙面を借りて感謝の言葉を贈ります。

参考文献

和田秀樹著『90代になっても輝いている人がやっているトシヨリ手引き』（毎日新聞出版、2023年）
苧阪満里子著『もの忘れの脳科学』（講談社、2014年）
ケヴィン・ケリー著『5000日後の世界　すべてがAIと接続された「ミラーワールド」が訪れる』（PHP研究所、2021年）
郭水泳著『アイデア想起メガネ　記憶補助ツールを使って、もの忘れにサヨウナラ』（幻冬舎、2021年）
帯津良一著『Dr．帯津の老いから学ぶ「大逆転」のヒント』（海竜社、2019年）
大前研一著『シニアエコノミー　「老後不安」を乗り越える』（小学館、2023年）
出口康夫著『京大哲学講義　AI親友論』（徳間書店、2023年）
小川和也著『人類滅亡2つのシナリオ　AIと遺伝子操作が悪用された未来』（朝日新聞出版、2023年）

樋口恵子・坂東眞理子共著『人生100年時代を豊かに生きる　ヨタヘロしても七転び八起き』（ビジネス社、2023年）
堀江貴文著『ChatGPT　vs.　未来のない仕事をする人たち』（サンマーク出版、2023年）
岡本裕一朗著『世界の哲学者が悩んできた「老い」の正解』（ビジネス社、2023年）
和田秀樹著『どうせ死ぬんだから好きなことだけやって寿命を使いきる』（SBクリエイティブ、2023年）
ジェニファー・ダウドナ、サミュエル・スターンバーグ共著『CRISPR（クリスパー）　究極の遺伝子編集技術の発見』（文藝春秋、2017年）
『日経テクノロジー展望2024　世界を変える100の技術』（日経BP、2023年）
郭水泳著『ゾクゾクするAIで変わり果てる医療の世界』（毎日新聞出版、2023年）
郭水泳著『わくわくする脳　リアル・トーク・メーターってなに？』（毎日新聞出版、

２０２２年）
間中喜雄著『むんてら　―医者と患者―』（創元社、１９６３年）
勢古浩爾著『脱定年幻想』（エムディエヌコーポレーション、２０２３年）
ニール・バルジライ著『ＳｕｐｅｒＡｇｅｒｓ（スーパーエイジャー）　老化は治療できる』（ＣＣＣメディアハウス、２０２１年）
デビット・Ａ・シンクレア、マシュー・Ｄ・ラプラント共著「ＬＩＦＥＳＰＡＮ（ライフスパン）　老いなき世界』（東洋経済新報社、２０２０年）
スティーヴン・Ｎ・オースタッド著「老化はなぜ起こるか　コウモリは老化が遅く、クジラはガンになりにくい』（草思社、１９９９年）
大友英一著『ぼけになりやすい人、なりにくい人』（栄光出版社、１９９９年）
小林弘幸著『老後をやめる　自律神経を整えて生涯現役』（朝日新聞出版、２０２４年）
吉川幸枝著『人生は80歳からがおもしろい』（アスコム、２０２３年）

郭　水泳（かく・すいえい）

略歴

1966年、広島大学卒。68年医師国家試験受験・受領の後、東京大学脳神経外科入局。

立体視（3Dステレオグラフィー）研究会創設、世話人。東大脳血管研究グループ。

72年、米国カリフォルニア大学サンフランシスコ校に留学（神経放射線科、神経内科、神経眼科）。

スウェーデン・カロリンスカ大学神経放射線科短期留学。

73年、福島県会津中央病院脳神経外科勤務の後、76年に会津脳卒中センターを開設。日本初の全身用デジタルスキャン導入。

77年、リハビリ病院開設。

86年、のう救会・脳神経外科東横浜病院開設。

著書

『救える脳を救いたい～そして救える人生を救いたい～』（みずほ出版新社、2017年）
『君はまだ忘却の女神と仲良くしているのか？』（幻冬舎、2020年）
『アイデア想起メガネ　記憶補助ツールを使って、もの忘れにサヨウナラ』（幻冬舎、2021年）
『わくわくする脳　リアル・トーク・メーターってなに？』（毎日新聞出版、2022年）
『わくわくするAI×医療の世界　看護師不足は人口知能で解決！』（毎日新聞出版、2023年）
『ゾクゾクするAIで変わり果てる医療の世界』（毎日新聞出版、2023年）

ワクワクする10分で読めるボケ防止のレシピ

2024年10月23日　初版発行
著　者　郭　水泳
発　行　神奈川新聞社
〒231-8445　横浜市中区太田町2-23
電話 045(227)0850（出版メディア部）
　ISBN978-4-87645-686-4　C0047